QUELQUES CONSIDÉRATIONS

SUR LA

PLEURÉSIE AIGUË FRANCHE

ET SUR SON TRAITEMENT

PARTICULIÈREMENT PAR LES ONCTIONS MERCURIELLES UNIES AUX PURGATIFS
ET AUX DIURÉTIQUES

PAR

Charles RIALAN

DOCTEUR EN MÉDECINE DE LA FACULTÉ DE PARIS

MÉDECIN DE LA MARINE

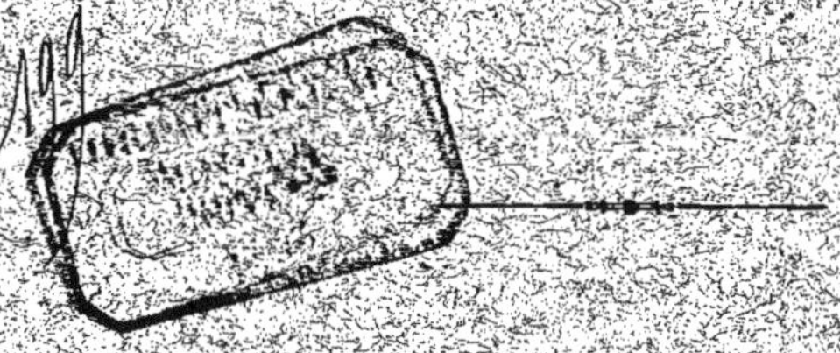

PARIS

ALPHONSE DERENNE

52, Boulevard Saint-Michel, 52

1882

QUELQUES CONSIDÉRATIONS

SUR LA

PLEURÉSIE AIGUË FRANCHE

ET SUR SON TRAITEMENT

PARTICULIÈREMENT PAR LES ONCTIONS MERCURIELLES UNIES AUX PURGATIFS
ET AUX DIURÉTIQUES

PAR

Charles RIALAN

DOCTEUR EN MÉDECINE DE LA FACULTÉ DE PARIS

MÉDECIN DE LA MARINE

<hr>

PARIS

ALPHONSE DERENNE

52, Boulevard Saint-Michel, 52

1882

A MON PÈRE — A MA MÈRE

A MON FRÈRE — A MA SOEUR

A MON BEAU-FRÈRE — A MA BELLE-SOEUR

A M. DEBRECEY

A M. LE Dr ROUSSEL
Médecin de 1re classe de la marine

A MES AMIS

QUELQUES CONSIDÉRATIONS

SUR LA

PLEURÉSIE AIGUË FRANCHE

ET SUR SON TRAITEMENT

particulièrement par les onctions mercurielles unies aux purgatifs
et aux diurétiques

> « Il serait urgent d'étudier à nouveau ce groupe
> si spécial de médicaments (mercuriaux) à opposer
> aux inflammations, surtout à celles des membranes
> séreuses. »
>
> FONSSAGRIVES.

Je n'ai pas l'intention de faire l'histoire de la pleurésie.
C'est une maladie commune, dont le diagnostic est devenu
facile depuis qu'on lui applique ces moyens si simples,
palpation, percussion, auscultation, et dont les phénomènes
intimes nous sont à peu près tous connus, grâce à la sé-
méiologie et à l'anatomie pathologique. Néanmoins, si
nous nous en rapportons aux statistiques de notre époque,
nous voyons avec surprise que loin, bien loin de nous, est
le temps où Louis disait : « La pleurésie est une affection
bénigne, » et où il pouvait citer ses 150 cas tous terminés
par la guérison. La mortalité s'est beaucoup accrue de nos
jours ; et lorsqu'un pleurétique, non diathésique, sort

d'entre nos mains, n'est-ce pas assez souvent avec des fausses membranes plein la poitrine, une paroi thoracique rétractée, un état général altéré par la longueur du traitement, heureux souvent s'il n'emporte pas un tube en caoutchouc dans une plaie béante dont un traitement parfois intempestif l'a gratifié pour de longues années ?

Je ne veux pas non plus, dans ce travail, discuter les modes de traitement employés de nos jours contre la pleurésie, pas même celui de la thoracentèse, qui a tant passionné les esprits. D'autres l'ont fait. Je veux seulement me demander ceci avec Peter : « La méthode thérapeutique autrefois suivie était-elle donc à ce point mauvaise qu'on doive l'abandonner sans retour ? » « Comparons la pratique de nos devanciers, ajoute cet éminent clinicien, à celle de nos contemporains, et nous verrons que la comparaison n'est pas à l'avantage de ceux-ci. »

Eh bien ! en me posant cette question, en y réfléchissant, en comparant, je me suis convaincu de la réalité du fait, et mes conclusions ont été qu'il faut, nous les jeunes, profiter des leçons des anciens. Les Louis, les Chomel, les Bouillaud, les Grisolle, pour ne pas remonter plus haut, traitaient la pleurésie autrement que nous le faisons aujourd'hui ; aussi pouvaient-ils affirmer qu' « elle n'est jamais ou presque jamais mortelle. » Pénétré de leurs leçons, je me suis proposé de décrire, dans ce travail inaugural, un mode de traitement de la pleurésie, rationnel en ce qu'il s'appuie, et sur l'expérience des anciens, et sur ce que nous connaissons de l'action de certains médicaments, des phénomènes physiologiques ou pathologiques, et enfin sur notre propre expérience. Si donc le sujet n'est pas nouveau, il aura peut-être le mérite de rappeler l'attention sur des faits qu'on a le tort de laisser dans l'oubli.

Je ne dois pas entrer en matière avant de remercier le Dr Roussel, médecin de 1re classe de la marine, chef de clinique médicale à l'hôpital Maritime de Brest, de l'obligeance avec laquelle il s'est mis à ma disposition pour me fournir et les renseignements et les notes qui étaient nécessaires à mon sujet. Depuis deux années il a appliqué le traitement en question aux différents pleurétiques qui sont entrés dans son service. Ses fonctions lui ont donc permis de se former une opinion, et « elle est conforme, dit-il, à la manière de voir de Grisolle et de Valleix ; je reste persuadé, continue-t-il, qu'aujourd'hui, comme au temps de ces illustres praticiens, la pleurésie aiguë franche est une maladie généralement bénigne, quand on la combat par des moyens rationnels et puissants. »

DE LA PLEURÉSIE

La pleurésie aiguë franche, ou pleurite, est l'inflammation des plèvres. Elle est primitive, lorsqu'elle succède à l'impression du froid, par exemple, sa cause la plus fréquente ; — secondaire, lorsqu'elle se développe dans le cours d'une maladie générale (scarlatine, rhumatisme, tuberculose, etc.) ou dépend d'une affection de voisinage (péricardite, pneumonie, etc.). Elle est sèche, si la sécrétion est purement pseudo-membraneuse, — ou avec épanchement, si l'exsudat est en assez grande quantité pour déterminer les signes qu'on connaît. On sait enfin que, quant à son siège, la pleurésie offre de nombreuses variétés : interlobaire, médiastine, diaphragmatique, du sommet, multiloculaire. Mais, nous n'avons pas ici à décrire les caractères différentiels de ces pleurésies, et nous supposerons le diagnostic fait.

Les cas que nous avons eu à traiter reconnaissent, pour la plupart, le refroidissement comme cause. Dans nos hôpitaux de la marine, en effet, nous ne recevons que des matelots, des soldats ou des ouvriers du port, hommes, en général, jeunes, robustes, non diathésiques, mais particulièrement voués par leur profession aux affections *a frigore*. Comment agit la cause originelle sur l'organisme, ce n'est pas le lieu de discuter la question. Disons seulement qu'en général la cause est le plus souvent instantanée, fugace ; le malade se souvient vaguement d'avoir été en sueur, après un violent exercice; une marche, une manœuvre ; il croit « s'être refroidi », et le soir, le lendemain, il a senti un ou plusieurs frissons ; il s'est mis à tousser, puis la douleur thoracique, la gêne respiratoire, la fièvre, l'ont déterminé à se présenter à la visite. Quelquefois cependant, l'impression du froid a été de plus longue durée ; l'homme est resté exposé à un courant d'air, a conservé des vêtements mouillés sur le corps.

Assurément, la pleurite peut avoir reconnu une foule d'autres causes occasionnelles (grandes chaleurs, irritation mécanique, traumatisme, irritation physique ou chimique); mais bien souvent aussi la cause a échappé, ou bien réside dans une de ces modifications profondes et graves de l'économie dont la nature est inconnue. Quoi qu'il en soit, pour que la séreuse pleurale s'enflamme, il faut que la cause agisse d'une façon suffisamment énergique pour amener un trouble dans l'activité nutritive de cet organe.

Processus inflammatoire. — En effet, l'inflammation, dans son sens général, est un trouble de nutrition. Ce trouble est caractérisé par la coagulation du sang, la stase de ce liquide dans certains vaisseaux de la région malade, l'exsudation de produits plastiques en dehors des vaisseaux, la diapédèse ou migration des globules blancs, les altérations cellulaires, etc. Si ce n'est pas là une définition de l'inflammation, c'est du moins un résumé de ce que nous connaissons actuellement, quant à sa nature, de cette fonction pathologique.

Il faut, en effet la connaître dans ses symptômes, si l'on veut se mettre à même de pouvoir combattre ceux-ci. Et pourtant, malgré toutes les théories imaginées depuis l'antiquité jusqu'à nos jours, nous sommes forcés d'avouer que le dernier mot n'est pas encore dit sur le processus inflammatoire.

Que de théories, disons-nous! Les anciens et Celse décrivent l'inflammation en quatre mots : calor, rubor, tumor, dolor, c'est-à-dire par ses caractères cliniques. Ils ignorent le mécanisme de la circulation sanguine ; ils ne songent pas que la congestion inflammatoire puisse dépendre d'une cause aussi éloignée du point enflammé. Pour eux, la cause est dans la force du tissu lui-même ; c'est vers cette force qu'on dirige les recherches, et un contemporain de Harvey, Van Helmont, l'explique par les *mouvements toniques* des capillaires pour pousser le sang. Lorsque l'immortelle découverte de Harvey fut plus répandue, on partagea en quelque sorte l'idée de Van Helmont attribuant un rôle important aux vaisseaux dans l'hyperémie : Stahl, Hoffmann, Boerhaave, Haller, Cullen, Vicq d'Azyr, disent : il y a augmentation du mouvement vital qui pousse le sang dans les lymphatiques et les vaisseaux séreux ; là le sang produit des « obstructions » dont l'inflammation est la conséquence.

Mais apparaît le microscope ; les capillaires dans l'inflammation sont dilatés ; on le voit, on le constate *de visu*. Que va devenir alors la théorie des mouvements toniques? car il faut bien trouver la cause de cette dilatation indéniable. Alors Hunter, Bichat, Thomasini, John Burns disent qu'il y a activité locale : « le sang est appelé, mais n'est pas reçu passivement. » Schumlansky, Callisen, leur répondent : « il y a bien dilatation active, mais à la dilatation succède un relâchement qui fait céder les vaisseaux à l'afflux du sang » ; c'est l'idée de la passivité que Vacca formule plus clairement en disant que l'inflammation produit toujours une débilité absolue ou relative.

Les expériences viennent s'accorder avec les anciennes définitions, et Wilson, Philip, Thomson, etc. considèrent que les changements de la circulation sont le phénomène important dans l'inflammation. Mais en 1846, Küss dans son remarquable mémoire sur la vascularité et l'inflammation, attaque ces théories : pour lui, le système vasculaire a un rôle très secondaire dans le processus inflammatoire : « celui-ci est un trouble de nutrition qui peut apparaître dans tout organe qui vit et se nourrit. » Pajet (1850), Kalsenbrünner néanmoins admettent toujours comme principal phénomène un trouble circulatoire. Virchow (pathol. cellul.) repousse cette idée ; comme Küss il relègue au deuxième plan les troubles circulatoires : l'inflammation, dit-il, est essentiellement produite par une altération des cellules qui constituent la trame organique.

Il y a encore une autre théorie de l'inflammation ; elle est basée sur l'action des nerfs. Une impression est faite sur l'économie ; il en résulte un acte réflexe sur un ou plusieurs points. Si l'excitation sur le nerf ou sur les nerfs d'entrée est suffisamment énergique, il y a, par action réflexe, paralysie des vaisseaux qui sont en rapport avec les filets nerveux impressionnés. Et comme preuve à l'appui, les partisans de cette théorie citent l'expérience de Cl. Bernard qui, pour démontrer combien il est facile de produire des phénomènes de dilatation capillaire, d'exsudat, même de purulence, arrachait les premiers ganglions thoraciques

à un chien, et obtenait une pleurésie purulente chez l'animal. Cette théorie assurément est séduisante: on comprend
en effet que si, des ganglions thoraciques, il part des nerfs
vaso-moteurs qui régissent la circulation et la nutrition de
la séreuse, les vaisseaux de la plèvre, privés d'innervation
par suite de la séparation des filets nerveux de leurs cen-
tres trophiques, se dilateront au point de permettre une
stase sanguine, un exsudat, etc., c'est-à-dire des phénomènes d'inflammation. Mais depuis quand l'anatomie a-t-
elle démontré parfaitement ces nerfs trophiques? Leur
existence, on le sait, n'est pas encore suffisamment établie; et par conséquent quel que soit le siège initial du
travail inflammatoire, on ne saurait en attribuer la source
au système nerveux.

Enfin mentionnons d'autres théories, celle de Haller et
de Schiff qui disent que là où il n'y a pas de vaisseaux il
n'y a pas d'inflammation (il suffit de rappeler que les car-
tilages d'encroûtement, lesquels n'ont ni nerfs ni vaisseaux, s'enflamment parfaitement), celle du blastème de
Robin, de la diapédèse des leucocytes de Conheim, et celle
enfin des microzymas ou des fermentations humorales de
Béchamp.

En résumé, pour nous, comme nous le disons plus
haut, nous comprenons l'inflammation comme une exagération morbide de l'activité nutritive, « exagération dont le
but est de réparer les éléments altérés de l'économie, et
qui, dans sa constitution la plus élémentaire, se résout en
une néoformation »; mais elle ne peut suivre toutes ses
phases qu'à la condition d'être secondée en quelque sorte
par l'intervention des petits vaisseaux, les capillaires surtout.

Grâce aux progrès de l'histologie, nous savons qu'il y a dans cet état bien d'autres phénomènes locaux que ceux admis par les anciens. Outre la rougeur, la chaleur, la tuméfaction, la douleur, il y a suractivité circulatoire (c'est à elle que sont dus les quatre phénomènes cliniques et classiques (augmentation de température, sensibilité anormale, rougeur des tissus de l'organe, tuméfaction) ; cette suractivité circulatoire s'accroît, puis les hématies circulent plus difficilement dans les vaisseaux, la circulation se ralentit ; il y a stase sanguine (d'où coloration violacée de la partie atteinte), exsudat, transsudation séreuse, plastique ou fibrineuse ; les cellules sont le siège d'un travail actif ; les noyaux augmentent de volume ; le protosplama se segmente, les cellules se multiplient, il se forme un tissu embryonnaire, qui s'organise de plus en plus si le travail inflammatoire continue, et cela au point qu'on découvre bientôt des vaisseaux de nouvelle formation (Cornil et Ranvier), des anastomoses lympathiques (Robin) sur ces néo-membranes.

Toutes ces phases se succèdent, s'enchaînent, se fusionnent pour ainsi dire, en sorte qu'un état succède à l'autre, sans transition brusque, sans qu'il soit possible de lui tracer une véritable limite.

Ces données générales sur l'inflammation sont importantes, et pour nous expliquer le mécanisme de l'inflammation d'une séreuse, de la plèvre dans le cas présent, et pour comprendre l'action du médicament sur le sang, les vaisseaux, les produits de néoformation, etc.

Anatomie du système séreux. — J'en dis quelques mots, car nous pourrons plus facilement étudier sa pathologie toute spéciale, lorsque nous aurons nettement devant l'esprit son anatomie, sa structure, sa physiologie.

C'est Bichat, on le sait, qui a découvert le système des séreuses. Bien que Gerdy, Blandin, Velpeau, Ranvier, n'admettent pas ce système tel que l'a décrit le grand anatomiste, il faut pourtant bien se rendre à l'évidence et admettre qu'il y a des organes premiers de glissement comme il y en a de mouvement.

Ces organes de glissement, appelés séreuses, sont des membranes (Bichat) minces, transparentes, opalescentes avec l'âge, à surface lisse et luisante, adhérentes par leur face profonde à divers organes (muscles, tendons, etc.) soit directement, soit par l'intermédiaire d'une couche de tissu lamineux. Leur élasticité est peu marquée, mais néanmoins elles sont si résistantes que souvent elles forment de véritables ligaments (ligament suspenseur du foie).

Toute séreuse, dit Bichat, est un sac sans ouverture, comparable au bonnet de coton, présentant deux feuillets, un viscéral, un pariétal. Bien qu'il soit facile de démontrer l'un et l'autre de ces feuillets, on a néanmoins mis en doute l'existence du feuillet pariétal, et on n'ose affirmer l'existence de l'autre. Et pourtant, prenons la plèvre ; rien n'est plus facile que de la décoller, dans toute son étendue, de la paroi thoracique ainsi que du poumon, séparée qu'elle est de ces parties par une couche sous-séreuse de tissu lamineux, importante en pathologie.

La séreuse existe donc, et, comme le dit Cadiat : « si les médecins avaient compris Bichat, et poursuivi l'étude du système séreux, ils auraient fait faire un grand pas à la pathologie. Mais comment étudier les maladies d'un système anatomique dont on ne reconnaît pas l'existence malgré l'évidence des faits ? » Elle se compose : 1° d'un épithélium (on a voulu en faire la séreuse même) qui, dans la plèvre, est formé de larges cellules, polygonales de 0,04 à 0,05 plus ou moins dentelées, dissemblables à la surface des côtes et dans les espaces intercostaux, ainsi que sur la plèvre diaphragmatique où elles deviennent pentagonales et très régulières ; 2° de vaisseaux sanguins et lymphatiques, de nerfs, dont nous ne décrirons pas les rapports, mais qui sont contenus dans ; 3° une trame de fibres lamineuses et de fibres élastiques.

Anatomie pathologique. — Étant donnée cette constitution anatomique de la séreuse, si nous nous reportons à notre définition de l'inflammation, nous voyons que la séreuse a au plus haut degré tous les éléments nécessaires pour donner prise à cet état pathologique ; et cette inflammation se traduira par les caractères que nous avons signalés. D'ailleurs voici, emprunté à Laboulbène, ce qu'on observe sur la plèvre enflammée :

« Dans la pleurésie aiguë, qu'elle soit fibrineuse ou avec épanchement, il y a constamment des lésions pleurales plus ou moins appréciables à l'autopsie. Ces lésions sont d'une grande importance, et peuvent servir de type pour l'inflammation des séreuses.

« Dans la pleurésie sèche, la séreuse est injectée, les vaisseaux dilatés, rompus sur plusieurs points, ayant formé des ecchymoses. La plèvre est à la fois épaissie, dépolie, inégale, poisseuse. On voit de fines granulations ou des élevures petites et visibles à contre-jour, mieux encore sous l'eau à l'aide de la loupe. La surface de la plèvre raclée fait constater en plus une matière ayant un aspect glutineux.

« Au microscope, la plèvre emflammée présente des dilatations vasculaires par réplétion des vaisseaux sanguins et lymphatiques. A la surface, des cellules abondantes, plus grosses qu'à l'état normal, vésiculeuses ou obrondes, au lieu d'être aplaties ; à noyau plus gros, contenu plus épais, trouble, renfermant des granulations. Les fibres lamineuses ou conjonctives pleurales sont moins rapprochées entre elles ; elles sont écartées par des granulations protéiques. Le dépôt superposé à la membrane est formé d'une substance fibrillaire à mailles très fines, enfermant des corpuscules ayant la forme, les dimensions et les réactions des globules blancs du sang.

« A un degré plus avancé de la pleurésie sèche, la plèvre épaissie montre une végétation de sa surface. Les saillies de la plèvre sont aplaties ou un peu villeuses, et constituent des sortes de bourgeons charnus. La surface pleurale offre des lamelles simples ou aréolaires, des prolongements de diverses formes ; ces saillies pleurales forment des brides, des cloisons, des lames qui s'étirent ou s'aplatissent, et finalement constituent des adhérences, ou, si ces adhérences n'ont pas lieu elles se réduisent en dépôts plus ou moins épais, ayant l'apparence de taches blanches (plaques laiteuses) qui peuvent persister.

« Les adhérences lâches ou serrées sont de véritables néo-membranes ou néo-hymènes, pourvues de vaisseaux sanguins et lympatiques de formation nouvelle, et de tubes nerveux. »

Sur les néo-membranes on voit s'étendre les cellules épithéliales de la plèvre.

Développement de l'épanchement. — Nous avons une plèvre enflammée ; nous avons donc une congestion sanguine active des vaisseaux de cette membrane, une hypercrinie qui semble précéder une courte période de sécheresse sécrétoire.

Puis ordinairement, peu à peu, un exsudat se forme plus ou moins abondant, qui, selon le degré et selon le siège, tend à prendre un caractère plus ou moins plastique, en rapport avec la proportion de plasmine qu'il renferme : il peut être séreux, fibrineux, purulent, hémorrhagique, et ses variétés constituent autant de formes différentes de l'inflammation de la séreuse. Mais notons que si l'exsudat est un des produits les plus fréquents de l'inflammation, il n'est pas, comme le dit l'école de Vienne, la caractéristique de cet état morbide. Néanmoins lorsqu'il se produit et qu'il réunit les conditions de qualité et de quantité que nous spécifions plus bas, on ne peut y voir qu'un phénomène heureux, car ce processus morbide viendra lui même en aide au médecin impuissant à obtenir le repos si nécessaire à tout organe lésé.

L'exsudat séreux ou fibrino-séreux, qui se fait dans l'épaisseur de la plèvre enflammée, trouve du côté de la surface intérieure une vaste cavité, dans laquelle s'épanchent tous les produits de l'inflammation. En résulte-t-il quelque complication, quelque dommage ? Le raisonnement suffit pour montrer qu'il n'y a d'autre dommage pour la région malade que celui qui peut résulter d'une compression produite par un épanchement trop abondant.

Car rappelons-nous que la pleurésie aiguë franche ne doit pas suppurer. S'il y a suppuration, ce n'est plus le fait de l'évolution naturelle de la maladie ; cela tient à l'état de santé antérieur de l'individu ou aux conditions dans lesquelles on place le malade par le mode de traitement. Peter assimile toutes les pleurésies qui suppurent à des pleurésies secondaires : le sujet était diathésique (goutteux, rhumatisant), ou bien non diathésique, mais anémié, affaibli, etc. et sa plèvre « au lieu de sécréter une matière fibrineuse ou fibrino-séreuse dans laquelle nagent les leucocytes en nombre relativement restreint », sécrète un exsudat où ceux-ci dominent en quantité, d'où pleurésie purulente. »

Donc, dans le traitement de la pleurésie, lorsque particulièrement nous aurons affaire à un sujet sain, vigoureux, d'une bonne santé ordinaire, n'ayant aucune diathèse latente ou déclarée, nous devons diriger tous nos efforts vers son état général, afin que celui-ci se maintenant bon, il ne puisse pas y avoir transformation d'un exsudat séreux en épanchement purulent.

Mais l'épanchement pleurétique constitué, que va-t-il devenir, si on l'abandonne à lui-même ? Il se résorbera spontanément si l'individu se trouve dans des conditions d'état général qui permettent cette résorption. Et en général la résorption aura lieu au bout d'un espace de temps qui variera avec la quantité de l'épanchement, sa qualité, l'existence ou l'absence de fausses membranes, l'état général du malade, et surtout les conditions étiologiques du mal. Mais tant que dure l'état fébrile, l'exsudat persiste, et bien souvent, le plus souvent même, il reste stationnaire des semaines et des mois pour se résorber ensuite spontanément en moins d'une semaine sans qu'on puisse expliquer le fait. Il résulte de ceci qu'on pourrait à la rigueur, tout en surveillant le sujet, attendre cette résorption spontanée. Mais étant donnés les moyens d'action que nous possédons, nul médecin ne risquera de laisser dévier la maladie, ne songera à la laisser s'éterniser, au risque de la voir passer à l'état chronique ou purulent.

Terminaison. — La pleurésie se termine le plus fréquemment par la guérison ; mais quelle guérison ? Est-ce comme au temps de Grisolle par résolution et résorption rapide de l'épanchement ? Hélas ! non, et c'est pourquoi la plupart des médecins aujourd'hui attribuent à cette affection une gravité toute particulière. A notre époque, un pleurétique guéri n'est autre assez fréquemment qu'un homme dont la pleurésie a passé par la purulence ou l'état chronique. Comme je le disais en commençant, on a souvent, par un traitement mal compris et mal dirigé, laissé se former des néo-membranes épaisses qui ont amené à leur suite l'atélectasie pulmonaire et la rétraction des parois pectorales, — ou bien, on n'a pas su prévoir une évacuation spontanée du liquide à l'extérieur, soit par les parois thoraciques, soit par les bronches ; — enfin quelquefois on a recherché soi-même cette évacuation avant temps, et une opération sans nécessité a troué pour de longues années la poitrine d'un homme qu'on aurait peut-être pu guérir autrement.

Lorsque la mort est la terminaison de la pleurésie, elle peut être produite par la compression exercée sur les poumons, ou sur l'un d'eux, ou sur le cœur, et Louis s'était mépris en niant le fait ; « on peut mourir et mourir subi-

tement par le fait d'un épanchement pleurétique aigu, »
disait Trousseau. Je dirai ici incidemment que dans la
pleurésie (gauche particulièrement), quand on craint la
syncope, laquelle peut entraîner la mort, il ne faut pas hésiter à ponctionner.

Mais si la terminaison peut être fatale par le fait même
de la maladie, elle peut donc l'être aussi par la faute même
du médecin qui, après avoir obtenu une pleurésie purulente par son mode de traitement, a mis le malade dans
la nécessité de suffire soit à l'infection générale que produit un liquide délétère séjournant dans sa poitrine, soit
aux pertes qu'entraîne une suppuration trop longtemps
prolongée, le liquide ayant été évacué à l'extérieur spontanément ou artificiellement, et l'ouverture étant restée fistu-
leuse.

Pronostic. — La pleurésie, si semblable à elle-même
anatomiquement et symptomatiquement parlant, diffère
beaucoup d'un individu à l'autre au point de vue du pronostic. Nous l'avons d'ailleurs dit plus haut : lorsqu'une
pleurésie suppure, par exemple, cela tient aux changements survenus dans la substance entière du corps. Voici
ce que dit Peter à cet égard : « Les séreuses sont remar-
quablement pauvres en vaisseaux ; l'activité de l'inflammation y est possible au début et par le fait de l'intensité
de la fièvre. Puis la fièvre génératrice tombée ou amoindrie
il y a langueur morbide de la plèvre enflammée par faiblesse native du tissu séreux. Si l'individu atteint est faible, à sa faiblesse s'ajoutera une langueur morbide. De
sorte qu'un diathésique n'aura pas une pleurésie comme un
non diathésique ; un scrofuleux, un goutteux, un rhumati-

sant ne sera pas pleurétique à la façon de celui qui n'est
rien de tout cela.

« Mais même chez l'individu sain, non diathésique, et
seulement anémique, ou faible, ou momentanément affaibli, l'inflammation de la séreuse n'aura pas l'activité qu'elle
possédait chez un sujet robuste ou chez le même individu,
mais qui n'aurait pas été affaibli. La résolution y sera plus
lente, et chose considérable, l'hyperémie y persistera un
plus long temps en passant du mode phlegmasique au mode
hypercrinique, ou, chose plus grave encore, au lieu de
sécréter une matière fibrineuse ou fibrino-séreuse dans laquelle nageront les leucocytes en nombre relativement restreint, ceux-ci prédomineront beaucoup et la pleurésie sera
purulente. »

En un mot, la pleurésie est d'autant plus grave que le
sujet est moins robuste ; j'ajouterai qu'il est plus âgé, que
l'épanchement est plus considérable et plus ancien.

Eu égard au côté affecté, le pronostic est-il le même ?
En général l'épanchement du côté gauche étant le plus
souvent séreux, il a plus de tendance à se résorber que
celui du côté droit ; mais dans le cas de pleurésie à droite,
souvenons-nous qu'il faut rester en éveil, car, si l'on ne
doit pas affirmer avec certain auteur que la pleurésie droite
est constamment suivie de tubercules, il y a une chose
certaine, c'est qu'elle se développe fréquemment sous l'influence de la diathèse tuberculeuse ; et quand cette dernière affection n'existe pas encore, la pleurésie droite peut
devenir une porte d'entrée aux tubercules. Il faudra savoir à l'occasion réserver son pronostic.

Le pronostic est grave encore, nous l'avons déjà vu, s'il

y a complication du côté du cœur ou du poumon, ou encore du côté de quelque autre organe important.

Mais en dehors de ces cas, rappelons-nous que la pleurésie aiguë franche est une maladie qu'on doit guérir, lorsqu'elle frappe un sujet sain.

TRAITEMENT

Si deux grandes indications dominent le traitement de la
maladie qui nous occupe, il en est certaines autres qu'il ne
faut pas négliger, et dont nous parlerons tout d'abord,
parce qu'elles ont leur importance, et qu'on doit les observer aussi longtemps que le malade se trouve sous l'influence
du processus inflammatoire. Ce sont la diète alimentaire,
la diète respiratoire, le repos.

1. *Diète alimentaire*. — On ne fournira pas à l'absorption un trop grand nombre de matériaux qui viendraient
encombrer les vaisseaux. Il est donc essentiel de recom-
mander une diète proportionnée à l'étendue et à l'intensité
de la congestion.

Autrefois on la prescrivait (Broussais) même pour les
formes chroniques de l'inflammation en général. Mais ici
ce n'est pas ces formes que nous visons : nous la mainte-
nons au début de la pleurésie, dans les limites que j'indique, car elle agit sur l'élément inflammatoire en l'atténuant,
en empêchant la réparation des albuminoïdes et des éléments fibrinogènes.

La diète portera non seulement sur les aliments solides,
mais aussi sur les boissons.

α. Aliments. — Il faudra éviter les aliments encombrants. Le plus souvent ils contiennent peu de matériaux nutritifs, distendent l'estomac par leur volume ou par les gaz qu'ils produisent ; il en résulte une compression sur le cœur ou sur les vaisseaux, d'où gêne de la circulation soit directe, soit indirecte, et par conséquent entrave à la reprise de l'exsudat par les voies de l'absorption. Il faudra aussi éviter avec grand soin les aliments excitants.

Mais on prescrira un régime animal léger, adouci par quelques légumes verts, des fruits, du lait, celui-ci étant, comme nous le savons, en même temps qu'un aliment complet, facile à supporter, un excellent diurétique.

β. Boissons. — Elles seront prescrites en petite quantité, à moins qu'elles ne renferment des agents d'élimination (diurétiques, sudorifiques, etc.). Il ne faut pas en effet les supprimer ou les restreindre d'une façon exagérée, car l'eau, il faut s'en souvenir, dissout l'exsudat, et, facilitant la transsudation séreuse, diminue les chances d'exsudat fibrineux. Donc en autorisant les boissons en petite quantité, on maintient le sang dans un état de concentration favorable à l'appel des liquides placés en dehors du système circulatoire.

2. Diète respiratoire. — Il est un autre genre de diète qu'il faut savoir ordonner, c'est la diète respiratoire (Sales-Girons) ; grâce à elle, on éloigne tout ce qui provoque une hématose exagérée. L'oxygénation du sang, lorsqu'elle dépasse certaines limites, peut en effet devenir une cause de danger, car elle donne lieu à une augmentation de la quantité de fibrine, laquelle est, on le sait, un produit d'oxydation des plus avancés dans la série des albuminoïdes. Or, nous avons vu plus haut que nos efforts doivent tendre à entraver la réparation des albuminoïdes ; nous devons donc modérer autant que possible leur combustion, et, pour cela, proscrivons l'exercice musculaire, l'air trop chaud ou trop frais, le travail intellectuel même qui, en multipliant les déchets de la nutrition, provoque un entraînement nutritif qui ne peut que seconder malheusement le travail inflammatoire et fébrile.

3. *Repos.* — Appliquant à la plèvre enflammée les mêmes préceptes thérapeutiques qu'aux autres séreuses, une première indication est de placer la partie dans le repos. Gubler dit, dans ses leçons de thérapeutique : « l'immobilité n'est pas destinée qu'aux membres ; elle peut s'appliquer aux affections thoraciques ; ainsi c'est très certainement par l'immobilité, en restreignant l'extension thoracique, qu'agissent, par exemple dans la pleurésie, beaucoup de ces papiers connus sous le nom de papiers chimiques. »

Mais s'il est facile d'obtenir l'immobilité quand il s'agit d'une articulation phlogosée, si la chose est encore relativement facile quand le péritoine est en cause, il n'en est plus ainsi pour la plèvre. Celle-ci a des fonctions d'une nature toute spéciale à remplir : le feuillet viscéral, à chaque mouvement respiratoire, éprouve un double glissement involontaire sur le feuillet pariétal (soit 1920 mouvements en 1 heure). Dans le cas de pleurite, le nombre de ces mouvements de va et vient est considérablement augmenté, et l'on se rend parfaitement compte des conditions déplorables où se trouve la partie lésée. Ce n'est pas tout : la séreuse pleurale a revêtu l'enduit velvétique caractéristique de son état morbide ; les glissements physiologiques se sont convertis en froissements, en frottements dont le stéthoscope rend parfaitement compte quand l'épanchement ne vient pas masquer ce phénomène. Si cet état persistait, une abondante formation de leucocytes en serait la conséquence fatale, exactement comme dans une articulation enflammée qui serait soumise à des mouvements répétés. Heureusement les choses ne se passent pas ainsi, et, comme je l'ai fait pressentir plus haut, le processus morbide vient en aide au médecin qui cherche à obtenir le repos de l'organe. L'exsudat inflammatoire vient baigner les deux feuillets de la séreuse pulmonaire, les écarter l'un de l'autre, diminuer par la compression qu'il exerce sur le poumon les mouvements d'ampliation de cet organe, remplir en un mot l'indication capitale, si difficile à obtenir, de repos relatif.

Ce sont là des considérations physiologiques qui, je crois, n'ont pas encore été mentionnées. Elles sont cependant importantes. puisqu'elles nous démontrent qu'il faut savoir respecter l'épanchement, et ne le combattre que progressivement et d'une manière rationnelle. C'est d'ailleurs sur elles que repose notre antipathie pour la thoracentèse, comme nous aurons occasion de le dire succinctement un peu plus loin.

Jusqu'ici, on le voit, nous n'avons pas traité réellement la maladie, nous n'avons pas agi directement sur la partie lésée. Nous avons seulement placé le malade dans des conditions qui lui permettront de suffire au travail inflammatoire qui va se passer dans une partie de son organisme, les plèvres. Mais pourquoi avons-nous agi ainsi ? C'est qu'il est un fait parfaitement démontré par la pathogénie, à savoir que l'inflammation ne peut, quoi qu'on fasse, se résoudre avant que la phase d'irritation nutritive ait accompli son évolution naturelle ; aussi est-ce une illusion que de croire à la possibilité d'enrayer ce processus. Mais on peut tout au moins, et par le traitement général et par le traitement local, l'atténuer, le limiter, le placer dans de telles conditions qu'il lui soit impossible d'atteindre un certain degré de gravité.

Le danger, nous le savons, nous l'avons vu, c'est précisément le travail d'exsudat. C'est donc ce travail qu'il faut essayer de limiter. Rappelons-nous en effet que « dans son premier stade ou d'activité aiguë, l'hyperémie phlegmasique d'une séreuse entraîne presque exclusivement la sécrétion d'une matière fibrineuse. Dans un stade moins actif où la phlegmasie est moins intense, la sécrétion devient séreuse. Or c'est ce stade qu'on laisse survenir en abandonnant la phlegmasie de la plèvre à elle-même. « L'impetus inflammatoire a cessé, mais l'hyperémie a persisté ; seulement du mode phlegmasique elle a passé au mode hypercrinique ; l'inflammation est devenue de l'hydropisie » (Peter), ou, ce qui est plus sérieux, si on ne vient pas en aide au malade, « la membrane séreuse pleurale, longtemps enflammée, finira par sécréter du pus » (Trousseau), ou bien enfin la pleurésie passera à l'état chronique.

Nous allons donc intervenir plus sérieusement ; mais bien entendu il ne faudra pas se départir de cette règle de conduite, à savoir qu'il faut proportionner l'énergie de son ntervention à l'intensité du mal ainsi qu'à la force de résistance du malade. C'est dans ce juste milieu que se tiendra un médecin qui a réellement le tact médical.

Nous avons dit plus haut : deux indications dominent le traitement de la pleurésie aiguë franche. Ces deux indications sont :

1° Lutter contre l'élément inflammatoire.

2° Activer la résorption de l'exsudat séreux.

Elles peuvent être remplies simultanément, et les agents thérapeutiques qu'elles mettent en œuvre, loin de se nuire, se prêtent un mutuel appui. Ceux qui s'adressent directement à l'exsudat peuvent paraître, au début de la maladie, d'une utilité plus douteuse, car le liquide une fois formé montera dans la cavité jusqu'à un niveau donné, variable suivant le cas. Ces agents absorbants sont cependant indiqués dès les premiers jours, parce que, tout en s'adressant plus spécialement au liquide excrété, ils agissent aussi par une voie détournée contre l'élément phlegmasique.

Première indication. — α. Emissions sanguines : la saignée générale, faite au début de la pleurésie, doit avoir une certaine efficacité.

Les anciens la préconisaient ; ils la mettaient au premier rang de la thérapeutique, particulièrement quand il s'agissait de combattre les phénomènes inflammatoires. Hippocrate la conseillait « *ad deliquium animi;* » Aretœus insiste pour la faire au début, la répéter, sans aller néanmoins jusqu'à la syncope ; Cœlius Aurelianus et d'autres méthodistes la conseillaient ; aussi la pratiquaient Avicenne et les autres médecins arabes. Enfin si, laissant de côté les discussions qui ont lieu aux xvᵉ, xviᵉ, xviiᵉ siècles, sur le côté qu'il est préférable de saigner, nous arrivons immédiatement à Harvey, nous voyons que ses contemporains saignent aussi, mais avec abus : ils ne se doutent pas de la quantité de sang que contient le corps humain ; ils n'hésitent donc pas à tirer du sang à outrance.

Cet exemple, on le suit au xviiie siècle, jusqu'au moment où Bouillaud arrive, et trouve une formule de la phlébotomie. « Il y a quarante ans, dit Peter, quatre siècles ! une grande polémique s'éleva entre trois hommes considérables de la médecine française, Bouillaud, Chomel, Louis. On discutait la question de savoir non pas si l'on devait saigner dans la pleurésie (la question était tranchée : l'autorité des anciens, leurs résultats confirmaient la bonté de ce mode de traitement) mais comment et combien de fois on devait tirer du sang. Maintenant toute polémique a cessé sur ce sujet démodé, et il n'y a plus qu'une école triomphante, celle qui consiste à ne rien faire. » Et c'est la vérité : on se croirait reporté au temps où De Molon (1766) écrivait : « la saignée la plus sagement ordonnée est toujours pernicieuse et souvent mortelle, quelque bien qu'elle semble faire ! », et où Van Helmont déplorait le sort des malades dont on versait le sang : « le démon seul, s'écrie-t-il, est capable d'inspirer le besoin indispensable de saigner un malade pour parvenir à sa guérison ! »

Et pourtant, si avec Peter nous compulsons les résultats du traitement de la pleurésie par la saignée générale, résultats empruntés à Andral, à Bouillaud (« l'employer coup sur coup », dit-il), à Louis, à Chomel, à Cruveilhier, à Grisolle (« seul traitement du début », dit ce dernier), si, toujours avec cet éminent professeur, nous étudions la pratique des vieux médecins de campagne, si enfin nous nous en rapportons aux résultats obtenus par Peter lui-même, par Jaccoud (Path. Int.), nous voyons qu'on ne doit pas abandonner la saignée. Il faut savoir l'employer ; mais pour cela il faut étudier son malade, et se demander si la saignée doit être générale ou locale.

Générale, elle doit être pratiquée lorsque le sujet est fort, vigoureux, sain, non diathésique ; le côté importe peu, et la quantité de sang à tirer est soumise à la règle que nous avons énoncée plus haut : l'observation du malade montrera l'efficacité de ce traitement, qui diminue la somme d'activité vitale en s'adressant à la source même de cette activité (Hugeland).

Mais si l'individu est chétif, anémique, lymphatique, diathésique, alors recourez à l'émission sanguine locale. Une saignée générale en effet entraînerait chez ce sujet une anémie regrettable, alors surtout qu'il est atteint d'une affection qui, comme la pleurésie, est longue, et où le régime diététique doit être sévère, où l'usage des purgatifs doit être répété. Une saignée locale au contraire lui fera le plus grand bien, et il ne faut pas hésiter à la faire, « il ne faut pas forcément respecter le sang, hésiter d'en tirer » (Peter).

Si donc le sujet offre peu de résistance vitale, usez au début des émissions sanguines locales. La pratique a consacré encore en ce cas l'utilité des saignées dérivatives et de ces dégorgements locaux. Alexandre Trallianus semble être le premier à les avoir conseillées. On y a insisté depuis, et, dans sa traduction de Walsh, Fonssagrives se plaint qu'elles n'occupent plus dans le traitement de la pleurésie la place qui leur est due. D'ailleurs si nous étudions certains phénomènes physiologiques qui se passent sous nos yeux, nous constatons, par exemple, qu'une épistaxis soulage une forte céphalée, une épistaxis utérine soulage une menstruation douloureuse. Par analogie donc une saignée locale, artificiellement faite, doit *a priori* soulager la partie lésée sur laquelle on la pratique.

Et en effet, le résultat le plus clair de l'évacuation sanguine locale est le même que celui de la saignée générale : c'est une diminution du sang, mais moindre, plus partielle, qui remédie directement à la congestion de la plèvre. Il y a par suite tendance moindre aux exosmoses et aux sécrétions ; par conséquent la transsudation et la formation de l'exsudat lui-même sont prévenues, le sang étant privé en partie de ses principaux éléments ; et, si l'exsudat est formé, la résorption et la reprise par les vaisseaux des éléments séreux ou plastiques infiltrés sont complètement favorisées par suite de l'abaissement de la tension vasculaire obtenue par ces saignées.

Dans la saignée locale, on a le choix entre les ventouses scarifiées et les sangsues. Grisolle vantait ces dernières, mais préférait les ventouses qui, en même temps qu'elles appartiennent à la médication évacuante, produisent une action révulsive excessivement marquée. Nous les préférons aussi, car, appliquées *loco dolenti* le plus tôt possible, elles n'ont pas le même inconvénient que la saignée générale. Par leur action révulsive, en outre, elles diminuent ou font disparaître le point de côté et la dyspnée. Cette dernière circonstance a une importance majeure dans une affection où le poumon du côté sain est obligé de suppléer son congénère dans son jeu fonctionnel.

Or, qu'indique donc la disparition du point de côté ? On sait que les nerfs qui sont placés au voisinage d'organes enflammés ou qui traversent des foyers de suppuration, sont souvent atteints de névrite, c'est-à-dire de troubles trophiques, ou bien seulement de névralgies. Cette douleur est si bien liée à l'état circulatoire qu'elle affecte, en général, le caractère pulsatile et redouble à chaque fois qu'une ondée sanguine, envoyée par le cœur, élève la pression artérielle. C'est qu'alors le gonflement des vaisseaux tiraille et comprime les extrémités nerveuses. La douleur est diminuée par les influences qui diminuent l'arrivée du sang artériel (élévation de la partie, compression de l'artère afférente, action du froid, saignée locale, etc.).

Dans la pleurésie, c'est de névrite que sont atteints le nerf ou les nerfs intercostaux ; elle se traduit par de la douleur, de la dyspnée et de l'insomnie consécutives. Si donc la douleur diminue ou disparaît sous l'influence d'une révulsion ou d'une déplétion de l'organe enflammé, c'est donc que la phlegmasie a été amoindrie. Vous constaterez le fait par les moyens d'exploration.

β. *Onctions mercurielles.* — Immédiatement après, et sur les plaies encore saignantes des ventouses, tout le côté malade de la poitrine est enduit d'onguent mercuriel et recouvert d'un large cataplasme chaud. Cette médication, employée depuis quelques années à l'hôpital de Brest, par M. le professeur Gestin, actuellement directeur du Service de Santé à Toulon, lui a constamment donné de bons résultats, ainsi qu'à son chef de clinique, M. le Dr Roussel.

Pour être efficaces ces onctions mercurielles doivent être employées avec persévérance, pendant un nombre de jours quelquefois considérable, en un mot jusqu'à ce que les signes stéthoscopiques aient permis de constater la disparition de l'épanchement et même des fausses membranes. Ce résultat n'est pas toujours rapide, mais il est presque toujours certain. A moins qu'ils n'atteignent des proportions exagérées, ce qui est possible, mais ce que nous n'avons jamais observé, les quelques accidents inhérents à l'absorption du mercure ne doivent pas être considérés comme des contre-indications. Je dirai plus, les plus fréquents d'entre eux, la stomatite et les éruptions cutanées, ont leur effet curatif en établissant une révulsion qui répond aux deux indications signalées précédemment. La stomatite et la salivation peuvent toujours être modérées par le chlorate de potasse. Il ne faut donc pas se laisser effrayer par l'apparition des manifestations du côté de la peau ; des érythèmes scarlatiniformes généralisés ont disparu en trois ou quatre jours quand on suspendait pendant ce temps les applications mercurielles.

Les préparations hydrargiriques ont été depuis longtemps employées comme antiphlogistiques. En 1828, la Société de médecine de Strasbourg mit au concours : « déterminer par l'expérience et l'observation quels sont les effets du mercure dans le traitement des inflammations aiguës et chroniques. » Serres d'Alais montra que les frictions avec l'onguent mercuriel exerçaient une action rapide sur des inflammations très variées, et particulièrement la péritonite. Il préconisait les applications dès les premiers moments de la maladie, et ses conclusions étaient qu'alors elles arrêtent

avec une grande facilité les progrès du processus inflammatoire, et cela au bout de deux ou trois jours ; mais que,
passé ce temps, il ne faut plus compter sur leur efficacité,
au contraire il convient de les suspendre pour éviter le
ptyalisme et l'absorption. Niemeyer suit la même règle et
prétend qu'on doit « cesser les frictions dès qu'on remarque les indices d'une affection mercurielle de la bouche. »
Lisfranc, et en cela nous sommes d'accord avec lui, admet
qu'on peut dépasser ces limites, et les médecins étrangers
confirment cette manière de voir en recommandant d'aller
jusqu'à saturation et sialorrhée.

Depuis, ce sont les Allemands et les Anglais qui ont surtout employé les mercuriaux comme antiphlogistiques et
altérants. Lind, Wright, Finck, Hamilton surtout, et d'autres en Angleterre, les préconisent lorsque l'épanchement
est formé ; tantôt ils les administrent à l'intérieur, tantôt à
l'extérieur, les associant aux antimoniaux, à l'opium, ou
aux diaphorétiques, aux diurétiques. Mais, malgré l'heu-
reuse influence de ces agents sur les phlegmasies très graves
par leur étendue, leur siège, ou par les réactions fébriles
qu'elles entraînent, l'école française a fait un médiocre ac-
cueil à ce mode de traitement. Et cependant « pour qu'une
masse de médecins comme celle de l'Angleterre, de toutes
les possessions anglaises dans les Indes, l'Amérique du
Nord, accorde des propriétés antiphlogistiques au mercure-
il faut bien qu'il y ait quelque chose de vrai ; et il est vrai-
ment déplorable qu'il s'élève chez nous tant de prévention
contre ce moyen héroïque. » (Trousseau et Pidoux, *Thé-
rap.*).

Ces paroles sont exactes. Pour faire l'étude symptomatique et anatomique d'une maladie, il suffit d'une trentaine ou d'une quarantaine de faits ; mais pour établir l'utilité de telle ou telle méthode curative, c'est par milliers qu'il faut recueillir les observations. Or, on ne peut se baser que sur celles des autres, de ceux qui nous ont précédés, de ceux qui pratiquent autour de nous. Il ne faut donc pas chercher à innover quand même ; il faut lire et relire les anciens, s'appuyer sur leurs expériences, et ne pas vouloir tirer d'un petit nombre de faits des conclusions exagérées. Dans le cas qui nous occupe, le traitement par les mercuriaux a toujours donné de bons résultats ; pourquoi donc alors vouloir en chercher un autre ?

Si nous n'avons pas, en France, admis ce mode de traitement, c'est que peut-être nous nous sommes trop basés sur les assertions de quelques auteurs. « L'utilité de ce traitement, dit Niemeyer, est si éminemment problématique, et l'influence du mercure sur l'appauvrissement du sang, dont les pleurétiques sont toujours menacés, si indubitable, que cette médication est à rejeter. » Mais ce jugement me semble contraire aux faits que nous avons observés à l'hôpital de Brest, et je ne peux en trouver une explication que dans un emploi différent du médicament.

D'ailleurs quelle est l'action du mercure ? Forget lui refuse toute action antiphlogistique, car « c'est un agent dont le contact irrite la peau, et qui, introduit dans le tube digestif, passe à l'état de sublimé corrosif (Mialhe); produit diarrhée avec coliques, etc., et qui, livré à l'absorption, déterminera de violentes inflammations de la bouche, etc. » Et il ajoute plus loin : « si les mercuriaux finissent par rendre le sang plus liquide, cela n'a lieu que

secondairement, après un long usage, par le fait de la ca-
chexie mercurielle qui résulte d'une atteinte lente et profonde portée à la nutrition. Mais au début le mercure est
un agent plastifiant, un remède qui augmente la plasticité
du sang. » Et s'il admet que ce médicament amende les
phlegmasies, « ce n'est que lorsque la bouche commence
à se prendre, » c'est-à-dire par action substitutive, peut-
être révulsive, par la salivation produite.

Mais ces assertions sont-elles exemptes de reproches ?
En les lisant avec soin, nous voyons qu'elles sont inexactes.
Le mercure est, à notre avis, un antiplastique, un fluidi-
fiant du sang ; et son action semble porter d'une façon
toute spéciale sur le système lymphatique (Giacomini ;
Dᵣ James Ross : *on the action of mercury, in the Practi-
tionner*, 1870). Voici ce que Fonssagrives dit à cet égard :
« Le mercure agit d'une manière élective sur le système
des lymphatiques. Mais au lieu de le déprimer, comme il
fait des vaisseaux rouges, il en exalte la vitalité et en réveille les fonctions, et de là son utilité pour modifier les
actes morbides des séreuses, qui ne sont en quelque sorte
que l'épanouissement d'un immense réseau de radicules
lymphatiques. » Quelle que soit sa voie d'entrée dans l'organisme, il circule dans le torrent circulatoire sous forme
d'albuminates, après avoir dépouillé le sang d'une partie
de sa substance plastique. De plus, il jouit de propriétés
antiphlogistiques incontestables : « il exerce, dit toujours
Fonssagrives, sur la calorification, une action dépressive,
qui l'a fait très souvent employer dans les maladies inflammatoires et fébriles, spécialement, nous le savons, dans
celles des séreuses, la péritonite, la péricardite ou autres.

La preuve de cette dernière action nous est fournie par l'analyse des urines, où nous trouvons une forte diminution de l'urée, alors que sous l'influence du processus inflammatoire celle-ci était en proportion anormale dans le liquide excrété. Cette action dépressive sur la calorification n'est pas directe, mais consécutive à l'action du mercure sur le mouvement nutritif, lequel est pour ainsi dire atténué, suspendu, ce qui a fait classer cet agent parmi les médicaments antidénutritifs, antidéperditeurs. »

Cette action sur la nutrition est surtout remarquable quand arrive la période des dépôts organiques et des néoformations. En effet, tant que domine l'effervescence sanguine et sécrétoire, la nutrition entraînée par le torrent fluxionnaire sera peu sensible à l'influence altérante que détermine le mercure (elle le sera néanmoins dans une certaine mesure, et c'est pourquoi nous employons le mercure dès le début) ; mais par suite de l'action continue de cet agent sur le sang, lequel est privé d'une partie de sa substance plastique, la nutrition languit, déchoit, et le néoplasme s'atténue jusqu'à disparaître complètement, preuve qu'il faut continuer longtemps l'emploi du médicament. Ce n'est qu'à cette condition qu'on pourra renvoyer un pleurétique guéri avec une plèvre, sinon absolument normale, du moins débarrassée en grande partie des fausses membranes qui la tapissaient.

Enfin pour nous, le mercure devient un révulsif de premier ordre et par la stomatite qu'il détermine et par l'érythème cutané qui suit parfois son emploi ; nous l'avons déjà dit, et cette révulsion, s'ajoutant à celle qui a déjà été obtenue par l'application des ventouses, produit le

meilleur effet, et ne doit être combattue que si l'hydrar-
girisme amenait de véritables accidents.

Cet excellent médicament est donc tout indiqué dans la
pleurésie sur laquelle il a un pouvoir curatif considérable
en vertu de ses divers modes d'action thérapeutique. Les
Anglais, qui utilisent les préparations hydrargiriques avec
plus de hardiesse que nous, se servent de préférence du
calomel, auquel ils demandent d'ailleurs plusieurs des
effets physiologiques ci-dessus énumérés ; mais ils se pri-
vent de l'effet topique des mercuriaux, qui, dans le cas
présent, comme nous l'avons fait ressortir, a une grande
importance, surtout quand on l'active par l'adjonction de
larges cataplasmes émollients qui maintiennent la peau
dans un état de relâchement favorable à l'absorption des
molécules mercurielles.

Le vulgaire cataplasme en effet ne doit pas être aban-
donné, comme on l'a fait jusqu'à présent. Il faut de la
logique en tout ; et, puisqu'on lui accorde un mode d'action rationnel dans certaines inflammations, péritonites,
phlegmasies articulaires ou autres, pourquoi le bannir du
traitement de la pleurésie qui est une phlegmasie locale ?
Nous avons plus haut assimilé la pleurésie à l'inflammation
articulaire, suivant en cela l'idée émise d'ailleurs par Ler-
minier (V. Andral, *Cliniq. médic.*). Eh bien ! employons
ici comme ailleurs ce topique calmant de la douleur, et
antiphlogistique par excellence non-seulement des inflammations superficielles, mais même de celles des organes
profonds, qui fournit en outre aux surfaces sur lesquelles
on l'applique une protection contre les corps étrangers,
contre l'air lui-même, et maintient dans un niveau favo-

rable les conditions de chaleur et d'humidité tempérée, laissant ainsi aux actes nutritifs toute facilité pour s'accomplir sans les provoquer en quoi que ce soit (Ferrand).

Maintenant quelques mots sur notre préférence pour les onctions mercurielles au lieu de l'emploi des hydrargiriques à l'intérieur. Rabuteau a signalé un fait clinique facile à observer, à savoir que le mercure métallique procure plus vite, davantage, à moindres doses que les sels mercuriels, une salivation spécifique, accompagnée d'haleine fétide. De Fleury dit : « Il est certain qu'une simple onction mercurielle fera plus tôt saliver qu'une dose de Van Swieten ingérée par l'estomac, » et Gubler avance de son côté « ce ne sont pas des doses massives qui produisent les altérations qu'on remarque, mais des doses très minimes, introduites peu à peu, et s'absorbant lentement, mais entièrement, sans amener d'effets purgatifs, dont la production empêche l'absorption de la dose complète ; » et ailleurs, « l'action du mercure, longue à se produire, apparaît plus rapidement à la suite de petites doses fréquemment répétées et ne déterminant pas d'action purgative. »

Or, les onctions mercurielles réunissent ces conditions. D'abord le mercure se trouve à l'état métallique dans l'onguent mercuriel ; de plus, l'absorption cutanée est suffisamment rapide, sans l'être trop, alors surtout qu'elle est favorisée par l'état fébrile du malade, les conditions dans lesquelles on met la peau par l'application du cataplasme émollient, et la chaleur du lit ; puis le mercure est absorbé en quantité suffisante, mais pas assez grande pour procurer des effets purgatifs, ou, si ceux-ci se produisent, ils ne suffisent pas pour éliminer par la bile et

les selles tout le mercure absorbé, puisqu'on peut encore
en retrouver dans la salive, la sueur, les urines ; enfin les
onctions mercurielles introduisent dans l'organisme un
médicament donc l'action lente ne peut agir que dans des
affections subaiguës, c'est-à-dire qui ne compromettent pas
immédiatement la vie du malade, et dans lesquelles il y a
tendance à la plasticité par excès d'inflammation telles que
la pleurite, l'inflammation aiguë des séreuses.

En terminant ce paragraphe, je renverrai à la parole de
Fonssagrives, que j'inscris en tête de mon travail, rappe-
lant aussi ce que disait Hunter, il y a plus d'un siècle :
« Un agent qui jouirait de la propriété de faire contracter
les vaisseaux serait probablement le spécifique de l'inflammation. » Le mercure n'a pas véritablement cette action,
mais il est indubitable qu'il transforme la fibrine plastique
en fibrine incoagulable, qu'il agit sur les hématies, en pro-
voquant le départ de l'acide carbonique, en maintenant
celles-ci rutilantes, rouges comme sous l'influence de
l'oxyde de carbone, c'est-à-dire en empêchant la combustion, et cela d'une façon indirecte, par la diminution des
phnéomènes de fièvre et d'inflammation. C'est donc un des
médicaments antiphlogistiques que J. Hunter demandait à
la thérapeutique « pour contre-balancer la cause de l'inflammation. »

Deuxième indication. — Ces larges onctions mercurielles, sur lesquelles j'insiste particulièrement, ne constituent pas à elles seules le traitement de la pleurésie aiguë
franche. Il faut appeler à son aide d'autres agents contre
l'exsudat pleural. C'est en effet le grand ennemi à combattre. La lésion inflammatoire, la pleurite, est peut-êtr

de moindre importance ; comme tout processus inflammatoire elle a une évolution connue, et tend naturellement vers la constitution de tissus nouveaux. Il n'en est pas de même du liquide épanché ; si, pendant la période d'acuité de la maladie, il a son utilité quand il est en quantité modérée, le plus souvent il devient la source d'accidents inquiétants soit par son abondance, soit par sa persistance, soit par sa tendance à passer à l'état purulent lorsqu'il a longtemps séjourné dans la plèvre.

A tous les moments de la maladie on n'a pas également prise sur lui. Au début, tout l'effort du processus inflammatoire consiste à former l'exsudat aux dépens du sang qui circule dans les capillaires sous-pleuraux ; il serait insensé alors de vouloir modifier le sens du courant. Vient ensuite une période stationnaire : le liquide a atteint le niveau qu'il doit conserver pendant un nombre de jours plus ou moins grand ; le courant d'exosmose a cessé de l'intérieur à l'extérieur ; la lésion pleurale est entièrement constituée ; mais déjà la phase de régression commence sur certains points, la reprise par les capillaires et les lymphatiques des produits de l'inflammation s'étend à toute la surface pleurale, et la période de résorption est établie.

Si l'on veut se faire un allié de l'effort pathologique, c'est donc quand le niveau de l'exsudat sera devenu fixe, qu'il faudra l'attaquer. On est alors certain de ne pas aller à l'encontre du mouvement morbide. Mais cette attaque ne peut se faire directement ; on est obligé d'agir sur les émonctoires généraux (surface cutanée, muqueuse pulmonaire, mais surtout muqueuse gastro-intestinale et parenchyme rénal). On enlève ainsi au sang une partie de son eau, et celui-ci vient alors agir sur l'épanchement par sa tendance à rétablir les proportions physiologiques qui existent entre ses parties solides et liquides.

On devra donc avoir recours aux purgatifs et aux diurétiques.

α. *Purgatifs*. — On doit commencer le traitement par une ou deux doses d'eau-de-vie allemande, hydragogue excellent, de manière à obtenir une superpurgation. On maintient pendant toute la durée de la maladie une diarrhée permanente à l'aide de purgatifs drastiques, et celle-ci doit être d'autant plus abondante que l'épanchement est plus considérable. Quand la résorption a commencé à s'établir franchement, on peut employer des doses moins fortes et des agents moins actifs, et *a fortiori* on les supprimera complètement si l'épanchement tend à devenir ou devient purulent, car ce serait favoriser un auto-empoisonnement, mettre les vaisseaux de la plèvre en état de boire le pus qui les baigne.

Les purgatifs drastiques, a-t-on objecté, sont inutiles et quelquefois nuisibles, surtout dans les épanchements inflammatoires, à cause du refroidisement causé par les changements de place qu'ils occasionnent ; cette objection, renouvelée d'Hippocrate, n'est pas sérieuse, car il est naturel qu'on ne laissera pas un malade, et particulièrement un malade dans nos hôpitaux, se lever sans qu'il prenne les précautions élémentaires contre toute atteinte extérieure de la température. Ne disons pas non plus avec Dieulafoy que « les purgatifs, les diurétiques, et les sudorifiques paraissent occuper un rang très secondaire dans le traitement de la pleurésie. » Le seul reproche sérieux qu'on puisse réellement leur faire, c'est de débiliter le sujet en le maintenant dans cet état de diarrhée permanente.

Laënnec qui, dans son *Traité de l'auscultation médicale*, a décrit si admirablement la pleurésie qu'il n'a laissé qu'à glaner à ses successeurs, conseillait surtout les purgatifs, s'appuyant sur leur action dérivative certaine. Il les prescrivait à intervalles rapprochés, et particulièrement lorsque, après une saignée, l'abondance de l'épanchement et la rapidité de sa formation, ainsi que l'état général du malade, pouvaient faire supposer une pleurésie hémorrhagique.

Si nous donnons la préférence aux purgatifs drastiques, c'est que nous cherchons à produire sur l'intestin une irritation vasculaire de sa muqueuse assez prononcée pour obtenir une dérivation en rapport avec cette forte irritation, et que, mieux que les autres purgatifs, ils concourent à éviter ces éruptions rapides, aiguës, fébriles, prurigineuses, qui succèdent souvent au traitement mercuriel. Et puis, toujours fidèle à notre respect pour les anciens, nous nous basons sur leurs conseils : Baglivi, Laënnec, Andral, Bouillaud, tous prescrivent les hydragogues, les dérivatifs, et ce n'est pas, comme on l'a prétendu « pour se conformer à la tradition plutôt que par conviction de leur utilité », c'est parce que les résultats ont confirmé leur administration.

Les purgatifs les plus favorables paraissent être l'aloés, la rhubarbe, le podophyllin, la scammonée. Le Dr Roussel se sert généralement d'un mélange d'aloés et de rhubarbe, dont il varie les doses suivant les cas et suivant les individus. On ne peut en effet jamais prévoir quels effets purgatifs on obtiendra chez tel ou tel individu, avec telle ou

telle dose : tel sujet auquel on administrera 1 ou 2 pilules de Franck aura 3, 4, 5 selles, alors qu'avec la même
dose un autre individu n'en aura qu'une ou deux.

β. *Diurétiques*. — A côté des purgatifs, et agissant
dans le même sens, se placent les diurétiques dont l'action
est incontestée en général dans le traitement de la pleurésie.
La voie de dérivation, les reins, que l'on choisit alors, est
une des plus importantes, non-seulement sous le rapport
de la facilité de l'administration des agents, mais encore
sous celui de la certitude du résultat. Aussi je dirai, chan-
geant la tournure de phrase de Lorain : tout ce que le
malade urinera, il ne l'hydropisera pas. Il faut donc forcer
le sujet à uriner, et à uriner beaucoup.

A cet effet, nous employons de préférence le lait, la
scille et la digitale, associées sous forme de vin de Trousseau ou de pilules de Dupuy. Cette dernière préparation,
un peu délaissée, est excellente et toujours bien supportée
par le malade :

Pilules de Dupuy.

Scille			
Digitale pourprée	Extrait	āā 5 gr. pour 100	
Asa fœtida.		pilules.	
Extrait de trèfle d'eau			

On en donne 3 à 4 par jour.

La digitale est à préférer au début de l'épanchement
inflammatoire, c'est-à-dire lorsqu'il est nouveau, séreux,

abondant ; car il s'agit surtout de combattre l'orgasme vasculaire, but que l'on atteint incontestablement par ce médicament.

Le lait est un excellent diurétique, par cela même qu'il excite la sécrétion rénale sans irriter en quoi que ce soit la nutrition de l'organe, et « par ce fait il se distingue de tous les autres hydragogues, et dans une foule de circonstance il ne peut être remplacé par aucun d'entre eux. » (Jaccoud, 31e leçon. Clinique de Lariboisière).

QUELQUES MOTS SUR LA THORACENTÈSE

L'évacuation du liquide pleurétique par une ouverture au thorax, si grande ou si petite qu'elle soit (empyème ou thoracentèse), a suscité les opinions les plus contradictoires et des débats qu'on peut faire remonter jusqu'à Hippocrate. Mais c'est plus particulièrement depuis quelques années que la pleurésie séreuse et la thoracentèse font l'objet de nombreuses communications et de discussions passionnées dans nos sociétés médicales. Sans vouloir faire l'historique de toutes ces discussions ni devenir l'écho de toutes les accusations portées contre ce traitement chirurgical, je crois devoir dire quelques mots sur ce sujet, motiver brièvement, pour compléter en quelque sorte mon travail, l'abandon dans lequel je le laisse.

Dans les cas de pleurésie franche que nous avons eu à traiter, nous n'avons jamais eu l'occasion d'employer la thoracentèse. Ne considérant pas cette opération comme un moyen curatif efficace, nous la réservons pour les cas

d'absolue nécessité, alors que le malade est sous le coup
d'une asphyxie par excès d'abondance de l'épanchement,
ou d'une syncope par suite de déviation trop grande du
cœur. Cette dernière éventualité ne se présente que lorsque
la cavité pleurale gauche est distendue outre mesure.

La thoracentèse est donc pour nous une opération de nécessité qu'il faut retarder le plus possible ; et si nous avons
une forte répugnance à l'admettre comme mode de traitement dans la pleurésie franche, c'est que nous nous basons sur les considérations que nous avons mentionnées
p. 25.

D'ailleurs que se passe-t-il lorsqu'on pratique au début
de la pleurésie aiguë une ponction aspiratrice ? De deux
choses l'une : les lésions inflammatoires de la plèvre sont
limitées, le sujet est très vigoureux, et dans ce cas l'épanchement peut ne pas se reproduire, malgré le traitement.
C'est là l'exception, et nous savons tous, pour l'avoir vu
maintes fois, que l'épanchement se reproduit bientôt. Il
n'est plus clair et limpide comme la première fois ; l'appareil de Dieulafoy ramène un liquide louche, laissant dépo-
ser un grand nombre de leucocytes qui attestent un état
phlegmasique plus avancé. L'expérience peut se continuer
jusqu'au jour où l'empyème et le drainage de la plèvre
deviennent nécessaires : telles sont les diverses étapes
qu'ont parcourues ces malades, porteurs de fistules pleurales intarissables, qu'un traitement différent aurait pu éviter.

Les partisans de la thoracentèse n'ont pas été vaincus
par cet ensemble de faits, et ils ont accusé l'air atmosphérique d'être l'agent producteur du pus. C'est alors que
Dieulafoy, Potain, Béhier, à l'aide de mécanismes ingénieux

adaptés à leur trocart, ont complètement supprimé l'accès de l'air. L'opération faite ainsi dans le vide n'a pas eu des résultats plus heureux. La suppuration a continué à être la conséquence de ce traitement, et il ne pouvait en être autrement puisque la suppression du liquide provoquait, avec les mouvements pleuraux, une nouvelle cause d'irritation.

La pathologie des voies respiratoires nous donne, dans l'hydropneumothorax, une preuve du peu d'influence de l'air atmosphérique sur l'avenir de l'épanchement. Cette affection, dont la cause est presque toujours la tuberculose pulmonaire, rous fournit une donnée de nature à résoudre le problème en question : elle nous montre un liquide séro-fibrineux séjournant dans la cavité pleurale pendant un temps quelquefois considérable, en contact permanent avec l'air, et cela sur un organisme en état de profonde misère physiologique.

Si la thoracentèse est pratiquée le liquide pourra bien se reproduire, une nouvelle ponction pourra devenir nécessaire ; mais l'appareil aspirateur amènera toujours la même sérosité, parce qu'il n'y a pas pleurite, et par conséquent pas de tendance à cette diapédèse de leucocytes signalée d'abord par Aug. Waller, de Londres, en 1846, puis par Conheim, et dont nous avons parlé plus haut.

Ces considérations nous font rejeter d'une façon absolue, à moins de nécessité urgente, la thoracentèse au début de la pleurésie aigüe franche. Plus tard, quand la fièvre a cessé, et que le liquide est toujours très abondant, pourrait-on *peut-être*, pour essayer de hâter la guérison, recourir à l'instrument aspirateur. A ce moment les lésions

pleurales sont en voie de rétrocession et la transformation
purulente de l'exsudat est moins probable ; mais c'est, à
notre avis, jouer gros jeu. Dans cette phase morbide, la
guérison est certaine, l'épanchement doit être fatalement
repris peu à peu par les voies de l'absorption, et le rôle
d'un médecin prudent et soucieux de la santé future de son
malade doit se borner à activer la résorption de ce liquide,
que sa composition chimique livre dans de bonnes conditions aux forces osmotiques.

Cela dit, je ne m'étendrai pas sur les indications symp-
tomatiques. Le point de côté, la toux du début, l'insomnie,
sont des accidents que les préparations opiacées et surtout
les injections hypodermiques de morphine calment le plus
généralement. La peau est sèche dans la pleurésie aiguë ;
des lotions excitantes ne peuvent avoir qu'un bon effet :
elles procurent au malade un grand soulagement, et sti-
mulent cet émonctoire naturel (1) au grand profit du résultat thérapeutique final.

1. Si, dans ce travail, je n'ai pas consacré quelques paragraphes
aux médicaments qui augmentent la transpiration cutanée, ce n'est
pas par oubli. Bien qu'ils soient en nombre assez restreint, et qu'un
grand nombre de ceux qu'on a classés parmi les diaphorétiques n'a-
gissent que par le véhicule aqueux chaud et abondant dans lequel on
les administre, il ne faut certes pas les abandonner. A l'occasion donc
on y aura recours. Mais, comme, d'un autre côté, il n'est pas parfaitement prouvé que les huiles volatiles des produits aromatiques employés (fl. de tilleul, camomille, sureau, etc.) agissent réellement sur
les glandes sudoripares, que les ammoniacaux et les opiacés, qui
sont « les sudorifiques les moins équivoques » (Bouchardat) aient une
action suffisamment énergique lorsqu'on les administre en dehors
d'un véhicule plus ou moins abondant et de certaines conditions de

J'ai pu recueillir vingt et une feuilles d'observations cliniques concernant des malades traités à l'hôpital de Brest (salle 3) pendant ces deux dernières années pour pleurésie aiguë franche, à l'aide des moyens précédemment indiqués. J'ai élagué tous les épanchements pleuraux secondaires ou évoluant sur des sujets tuberculeux. Cependant, lorsque ces derniers cas se présentaient, s'il n'y avait pas de contre-indications tenant surtout à l'état du malade, nous employions très souvent aussi la même médication. Mais il faut avouer qu'elle n'a pas la même efficacité constante. Souvent la transformation purulente nécessite l'opération de l'empyème, souvent aussi les manifestations diverses de la diathèse tuberculeuse apportent un obstacle à l'emploi persévérant d'un traitement qui, somme toute, est débilitant. Ces malades d'ailleurs ont été trop peu nombreux pour que nous puissions établir sur des données statistiques les avantages et les inconvénients de la médication mercurielle unie aux purgatifs et aux diurétiques.

Il n'en est pas de même de la pleurésie franche sur un sujet non entaché de diathèse tuberculeuse. Ici nous n'avons eu qu'à constater des résultats heureux.

Les vingt et un cas que j'ai relevés se répartissent à peu près également en pleurésie du côté droit dix, du côté gauche onze. La durée du traitement a été la suivante :

température, si l'on cherche, dans l'affection qui nous occupe, à provoquer simplement des effets sudorifiques, il sera plus rationnel alors de recourir aux enveloppements chauds et humides de la surface cutanée (Maillot sec, humide, bains ordinaires, de vapeur, etc.).

Pleurésie droite.   *Pleurésie gauche.*

Durée moyenne   46 jours 10   51 jours, 36
Durée maximum   98   »   120   »
Durée minimum   15   »   27   »

Cette durée du traitement semble un peu longue, mais il faut considérer que les malades ont été gardés à l'hôpital jusqu'à complète guérison, et qu'ils n'ont reçu leur *exeat* que lorsque des frottements secs et à peine marqués indiquaient que l'exsudat était depuis longtemps résorbé, et que les néo-membranes avaient subi leur dernière phase d'évolution.

Au point de vue de la quantité du liquide intra-pleural, nous avons noté les faits suivants :

Pleurésies droites.

Le liquide occupe la 1/2 infér. de l'hémithorax . . . . . . 3 fois.
—   les 2/3 infér. 5   »
—   la presque totalité (bruit de pot fêlé sous la clavicule) 2   »

Pleurésies gauches.

Le liquide occupe la 1/2 infér. de l'hémithorax . . . . . . 2 fois.
—   les 2/3 infér. 3   »
—   la presque totalité (bruit de pot fêlé sous la clavicule) 5   »
—   la totalité (matité complète sous la clavicule) 1   »

Le liquide a été, comme on le voit, plus abondant dans les pleurésies gauches, et cependant la moyenne de la durée du traitement a été sensiblement la même. La quantité de l'épanchement n'a pas, en effet, sur la longueur de la maladie, l'influence qu'on pourrait lui attribuer au premier abord, et les grandes collections se résorbent souvent avec une rapidité étonnante.

La déviation du cœur qui, chez quelques-uns de nos malades, a été considérable, ne nous a jamais fourni une indication urgente à la ponction aspiratrice. Nous nous sommes, dans ces circonstances, toujours borné à l'emploi des mêmes moyens, en insistant alors tout particulièrement sur les purgatifs drastiques répétés.

En terminant ce travail, qu'il me soit permis d'émettre le vœu de voir les médecins essayer ce mode de traitement de la pleurésie aiguë franche ; plus tard alors, des données numériques plus éloquentes que les miennes viendront peut-être établir ce qu'il y a de réel dans sa valeur, et si parfois il échoue entre les mains du praticien, eh bien ! il ne faudra pas que celui-ci s'en prenne à la maladie, mais bien à l'organisme sur lequel elle évolue.

OBSERVATIONS

Pleurésies du côté droit.

OBSERVATION I

Le liquide occupe la moitié de l'hémithorax.
Verdin Constant, 21 ans, apprenti-marin (division).

Entre le 18 avril 1880 ; sort guéri le 8 mai 1880.

Malade depuis un mois, bronchite, et, depuis une dizaine de jours, douleur s'étendant de la hanche à l'épaule, localisée surtout au niveau des fausses côtes.

La pleurésie se déclare le 20 avril, l'épanchement s'étend bientôt, en arrière, de la base du poumon à l'angle de l'omoplate ; latéralement, jusqu'à la ligne mamelonnaire.

> Chiendent nitré à   4 gr.
> Scammonée . . .   0 » 50
> Lait. . . . . . .   250 »

Onctions mercurielles et cataplasme.

Soupe et vin.

Ce traitement est suivi jusqu'au 30 avril. A partir de cette époque, l'épanchement se résorbe, les vibrations reparaissent, aussi le murmure vésiculaire.

Lorsque l'homme sort de l'hôpital, la sonorité est normale des deux côtés, les vibrations se perçoivent dans toute l'étendue du thorax ; seuls le murmure vésiculaire et la résonnance vocale sont diminués.

OBSERVATION II

Le liquide occupe les deux tiers inférieurs de l'hémithorax.

Derrien François, 20 ans, matelot de 3ᵉ classe (Bretagne).

Entre le 13 juillet 1881 ; sort guéri le 13 août 1881.

Malade depuis trois jours.

A l'entrée, au tiers inférieur du poumon, en arrière, on note, diminution de la sonorité, des vibrations thoraciques, du murmure vésiculaire, de la résonnance vocale.

On prescrit le traitement indiqué, observation I.

La matité augmente, et s'étend bientôt, 16 juillet, de la base du poumon à la crête de l'omoplate.

Continuation des purgatifs et des onctions mercurielles ; un gargarisme chloraté.

— 52 —

A partir du 20, la T. de 39°,5 à l'entrée tombe à 37°
le P. de 100   —   84
la R. de 24   —   16

l'épanchement diminue ; le frottement pleurétique apparaît.

On cesse les onctions mercurielles le 24 juillet ; un vésicatoire le 30, séché le lendemain ; quelques badigeonnages à la teinture d'iode sur le côté malade, et l'homme sort le 13 août, porteur seulement de quelques fausses membranes à la base du poumon.

Observation III

Le liquide occupe la presque totalité de l'hémithorax.

Keffelec, Jean, 21 ans, apprenti calfat (Division).

Entre le 7 mai, mais ne sort que le 17 août, car son tempérament a nécessité quelques fortifiants.

Malade de la veille.

A l'entrée, signes certains d'un épanchement pleurétique qui ne tarde pas à s'étendre de la base du poumon à la crête de l'omoplate. La fièvre augmente jusqu'au 13 mai (T. entre 40°,2 et 41°,2
P. entre 120 et 124
R. entre 28 et 40).

Dès l'entrée, tisane diurétique et 20 grammes d'eau-de-vie allemande. On continue les purgatifs, et, le 11 mai, on commence les onctions mercurielles pour les continuer jusqu'au 25 du même mois. A cette date la température n'est plus que de 37°,5 en moyenne ; mais l'épanchement augmente au point de remplir presque entièrement la cavité thoracique droite ; le cœur est dévié à 2 cent. vers la gauche, et bat dans le cinquième espace intercostal.

Les onctions mercurielles, les purgatifs et les diurétiques sont néanmoins continués avec persévérance, et, vers le 3 juin, on note une diminution dans la quantité de l'épanchement. A partir de ce moment, l'amélioration se continue sous l'influence du traitement.

Ici, malheureusement, la feuille d'hôpital ne donne plus de renseiguements. On ne peut savoir à quel moment précis le traitement a été cessé, ni quand la pleurésie a entièrement disparu. Seule, une petite note, le jour de la sortie de l'hôpital, fait connaître que les vibrations thoraciques sont presque normales, la respiration est soufflante au 1/3 moyen ; de plus, il y a une légère diminution de sonorité s'étendant de la base du poumon à la crête de l'omoplate. Le cœur est revenu à sa place.

Pleurésies du côté gauche.

OBSERVATION I

Le liquide occupe la presque totalité de l'hémithorax. Duré, Louis, 22 ans, soldat au 2⁰ régiment d'infanterie de marine. Entre le 2 février 1882 ; sort guéri le 31 mars 1882. Malade depuis huit jours ; céphalalgie, frissons, faible point de côté à gauche.

A l'entrée, on note : matité à la partie inférieure et postérieure du thorax, à gauche ; dans la même région, vibrations diminuées, ainsi que le murmure vésiculaire et la résonnance vocale. L'épanchement n'est pas assez considérable pour qu'il y ait production de souffle. Ni toux, ni expectoration.

Tisane de chiendent nitré à 4 gr.

Eau-de-vie allemande 30 gr.

Onctions mercurielles et cataplasme.

3 février. — L'épanchement s'accroît jusqu'au-dessus de l'angle de l'omoplate.

5 février. — En arrière l'épanchement n'a pas augmenté, mais en avant la matité commence à partir de la troisième côte pour s'étendre en descendant ; néanmoins la respiration s'entend encore bien dans la zône mate. Le cœur est dévié un peu à droite.

7 février. — L'épanchement a remonté en arrière jusqu'à la moitié de la fosse sous-épineuse : souffle bronchique très accentué ; diminution des vibrations thoraciques dans le tiers moyen, en arrière, et

abolition complète à la base. Sous la clavicule gauche bruit skodique ; la matité s'étend jusqu'à la deuxième côte, et le maximum des bruits du cœur se perçoi dans le quatrième espace intercostal, derrière le bord gauche du sternum.

On persiste dans le traitement, variant les purgatifs et les diurétiques de temps à autre, et le 12, on perçoit plus franchement les vibrations thoraciques.

Cependant le 16, le liquide est plus abondant, le déplacement du cœur plus considérable (maximum des bruits à droite du sternum). Mais cette recrudescence n'est que passagère : le 23, la matité a diminué en arrière, les vibrations et le murmure vésiculaire, bien qu'affaiblis encore, se perçoivent jusqu'à la base ; la résonnance skodique est moins accentuée, enfin le cœur revient à sa position normale.

A partir de ce moment, jusqu'au 5 mars, époque à laquelle on supprime le traitement, le mieux s'accentue, et du 17 au 23, on ne note que des frottements rudes avec diminution de sonorité et des vibrations ; la voix est un peu retentissante. — Exeat le 31 mars.

OBSERVATION II

Le liquide occupe la presque totalité de l'hémithorax.

Dubourg Édouard, 22 ans, ouvrier mécanicien (division).

Entre le 29 avril 1882 ; sort guéri, le 9 juillet 1882, avec congé de convalescence.

A pris froid la veille, et au milieu de la nuit, se réveille avec dyspnée et violent point de côté à gauche.

A l'entrée, point de côté dans toute la partie inférieure de l'hémithorax gauche, dyspnée. En arrière, dans la moitié inférieure de la poitrine, diminution des vibrations thoraciques et du murmure vésiculaire ; pas de souffle, mais altération légère de la résonnance vocale, sans bronchophonie ni égophonie ; diminution de la sonorité. En avant, seulement respiration puérile sous la clavicule.

3 ventouses scarifiées sur le côté, cataplasme.

Eau-de-vie allemande, 30 gr.

Tilleul.

Le 30. — La matité remonte en arrière, vibrations à peu près abolies à la base, souffle bronchique lointain, résonnance vocale diminuée. En avant, la matité précordiale est augmentée ; les bruits du cœur s'entendent mal, sont difficiles à différencier l'un de l'autre ; il y a de la péricardite.

On prescrit le traitement préconisé.

L'épanchement continue à se constituer, et le 2 mai, en arrière, la matité est presque complète, vers l'angle de l'omoplate, résonnance égophonique de la voix. Le cœur se dévie à droite, et le 4, le maximum des bruits est à droite du sternum. A cette date, sous la clavicule, bruit de pot fêlé, qui, le lendemain, est remplacé par un bruit skodique, et une matité qui remonte jusqu'à la deuxième côte.

Continuation régulière du traitement.

Le 16. — On commence à sentir les vibrations thoraciques, mais le souffle est toujours marqué ; le 20, le liquide a beaucoup diminué, et le 29, on ne constate que des frottements très marqués dans tout le côté gauche.

On a poursuivi néanmoins le traitement jusqu'au 23 juin.

Le 9 juillet. — On met l'homme *exeat*, et on lui accorde un congé de convalescence.

OBSERVATION III

Le liquide occupe la totalité de l'hémithorax.

Nozahic, Victor, 21 ans, matelot cannonier (division).

Entre le 11 avril 1882 ; sort le 8 août 1882, guéri, et ayant un congé de convalescence.

Malade de la veille, mais présente dès l'entrée le début d'une pleurésie. En outre, la fièvre est très forte et le point de côté violent.

Le 14. — La diminution de sonorité s'étend jusqu'à la crête de

l'omoplate ; souffle bronchique très marqué. En avant, sonorité skodique et déviation du cœur à droite.

8 sangsues sur le côté, et continuation du traitement préconisé
qu'on a ordonné dès la veille.

Néanmoins la T. persiste à 40°.
la R. — 40
la P. — 108

Le 15. — La dyspnée est moins considérable ; le point de côté
persiste encore ; la matité est complète, en arrière ; les vibrations thoraciques sont diminuées dans toute l'étendue de l'hémithorax ; le cœur
est refoulé de plus en plus vers la droite, au point que le 18, il est
difficile de trouver sa pointe.

Les symptômes ne s'amendent guère jusqu'au 28, si ce n'est que
l'oppression est moins considérable et la fièvre moins vive. A cette
époque on note : en arrière, matité complète de la base au sommet,
plus prononcée dans les deux tiers inférieurs ; souffle bronchique, bronchophonie, vibrations thoraciques complètement abolies dans les deux
tiers inférieurs et très diminuées dans le tiers supérieur. En avant,
matité de la base à la troisième côte ; bruit skodique franc, au-dessus.
Respiration supplémentaire à droite. Il y a une différence de deux centimètres en faveur du côté gauche, à la mensuration du thorax, au
niveau de la ligne horizontale mamelonnaire (hémith. g. 46 centim.
hémith. droit, 44 centim.).

Mais à partir du 2 mai, la maladie entre franchement en voie d'amélioration. On continue le traitement, on nourrit le malade, on lui
prescrit des fortifiants, on combat une légère élévation vespérale de la
température ; bref, le 23, on croit devoir abandonner les onctions, les
purgatifs et les diurétiques : le malade est en bonne voie de guérison,
le liquide pleural est à peu près complètement disparu ; on perçoit des
frottements secs et rudes ; le cœur a repris sa situation normale.

Mais voici que le 30, survient un nouvel épanchement, du même
côté, sans que rien ait fait prévoir pareille complication : la matité
remonte jusqu'à la crête de l'omoplate ; il y a diminution très marquée des vibrations thoraciques à la base, broncho-égophonie, respi-

ration soufflante dans la fosse sus-épineuse. En avant, sous la clavicule, sonorité skodique ; matité à partir de la troisième côte ; rudesse
respiratoire ; pointe du cœur déviée à droite, dans le quatrième espace
intercartilagineux, à 3 centimètres en dehors du côté gauche du
sternum.

On revient au traitement.

Ce n'est qu'à partir du 11 juin que la quantité du liquide semble
diminuer dans la plèvre, le souffle est remplacé par la respiration
soufflante mélangée de quelques gros frottements humides ; égophonie
marquée à l'angle de l'omoplate. Néanmoins l'épanchement continue
à se résorber, lentement, il est vrai, et le 21, on peut supprimer le
traitement mercuriel et dérivatif.

L'épanchement en effet a complètement disparu ; le 29, on ne constate plus, à gauche et en arrière, qu'un peu de diminution dans la
sonorité ; les vibrations sont à peu près normales à la partie supérieure,
diminuées inférieurement ; dans la fosse sus-épineuse, respiration
rude ; à caractère légèrement soufflant, exagération de la résonnance
vocale, et râles sous-crépitants. Plus bas, dans la moitié inférieure
du poumon, souffle et broncho-égophonie, râles sous-crépitants.
Enfin, en avant, sous la clavicule, pas d'exagération des vibrations,
pas de diminution de sonorité ; seulement des râles sous-crépitants
abondants, avec résonnance vocale un peu exagérée.

On garde l'homme à l'hôpital jusqu'au 8 août, car il est très affaibli,
et on lui accorde ensuite un congé de convalescence de trois mois.

INDEX BIBLIOGRAPHIQUE

ARNOULD (J.). — Bruits pleuraux de la phthisie pulmonaire
(Bulletins de la Société d'émulation).

BOUILLAUD. — Clinique médicale de la Charité.

COPLAND. — Dictionnary of pratical medecine, 1858.

DAMASCHINO. — La pleurésie purulente, thèse 1869.

DAMOISEAU. — Traitement de la pleurésie. Thèse 1843.

DIEULAFOY. — Pathologie interne.

FERNET Ch. et Eug. D'HEILLY. — Art. Pleurésie in dict. de méd.
et chir. prat.

FERRAND. — Thérapeutique médicale, 1875.

FLEURY (de). — Thérapeutique et pharmacodynamie, 1875.

FONSSAGRIVES. — Thérapeutique appliquée.

FORGET. — Principes de thérapeutique générale et spéciale, 1860.

GUBLER. — Leçons de thérapeutique.

HAYEM. — Leçons sur les modifications du sang sous l'influence
des agents médicamenteux.

HEURTAUX (A.). — Art. Inflammat. in dict. de méd. et chir. prat.

JACCOUD. — Pathologie interne.
Dictionnaire de chirurgie et de médecine.

LABOULBÈNE. — Nouveaux éléments d'anatomie pathologique
descriptive et histologique, 1879.

LANCEREAUX. — Traité d'anatomie pathologique, 2e volume,
1879-81.

MARCOWITZ. — Étude sur les différentes espèces d'épanchements pleurétiques et sur leur traitement médical et chirurgical. Thèse, 1864.

MAREY. — La circulation du sang à l'état physiologique et dans
les maladies, 1881.

MOLON (de). — Le conservateur du sang humain, etc. 1766.

NIEMEYER. — Pathologie interne.

PETER. — Leçons de clinique médicale, 1873.

PILLIÈRE. — De la valeur des différents traitements des épanchements pleurétiques. Thèse de Paris, 1878, n° 171.

TROUSSEAU. — Clinique médicale de l'Hôtel-Dieu.

TROUSSEAU et PIDOUX. — Thérapeutique médicale.

WALSH. — Traité clinique des maladies de la poitrine.

Imp. A. DERENNE, Mayenne. — Paris, boulevard Saint-Michel, 52.

209

www.ingramcontent.com/pod-product-compliance
Ingram Content Group UK Ltd.
Pitfield, Milton Keynes, MK11 3LW, UK
UKHW022149070726
13613UKWH00003B/1441